Dr J. MÉNEAU

(DE LA BOURBOULE)

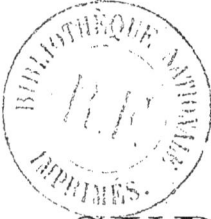

CONSIDÉRATIONS

SUR LA PLIQUE

BORDEAUX

IMPRIMERIE G. GOUNOUILHOU

11 — Rue Guiraude — 11

—

1894

CONSIDÉRATIONS

SUR LA PLIQUE

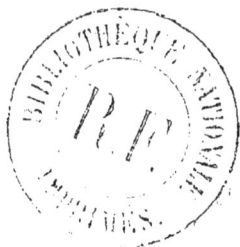

I

Les anciens auteurs considéraient la plique comme une maladie spéciale ou même comme la manifestation de maladies générales à étiologie aussi touffue que fantaisiste.

Tels étaient : Hercules a Saxonià[1] qui voyait dans la plique une maladie de sorcellerie et en faisait la mère de tous les maux.

Wolframm[2], Hirschel[3], Jourdan[4] l'attribuaient au virus syphilitique, à certains aliments, à certaines boissons; ce dernier se refusait à admettre l'apparition inopinée de la plique au cours d'une bonne santé; mais il admettait cependant son développement rapide. Baldinger, Liberschitz (de Wilna) et Erndtel[5] pensaient qu'elle était due à une sorte d'âcreté rhumatismale.

Richter et Joseph Franck[6] y voyaient une modification de

---

[1] HERCULES A SAXONIA. — *Pataveni, de Plicâ...*, 1650.
[2] WOLFRAMM. — *Versuch uber die höchst Wahrscheinliche Ursache und Enstehung des Weichselzopfs, nebst einer sichern Heilung desselben*, Breslau.
[3] HIRSCHEL. — *Briefe über verschiedenen Gegenstände aus dem Reiche der Arznei Wissenschaft*, Theil 2, Brief 4, p. 5 et suiv.
[4] JOURDAN. — Article *Plique* du *Dictionnaire des Sciences médicales,* en 60 vol.
[5] ERNDTEL. — *Dissertatio de Plicâ polonicâ*, Lipsii, 1721.
[6] Delectus opusculorum in *Praxeos medicæ universæ Præcepta*, 1827, t. II, p. 201. — J. FRANCK. *Pathologie interne*, t. II.

la lèpre d'Orient; de Lafontaine[1], une maladie contagieuse, héréditaire, à métastases graves, etc.; Richteter, Hartmann, Schleger, les conséquences d'une hygiène défectueuse. Alibert[2] alla jusqu'à admettre l'existence d'un virus de nature inconnue, mais spécial à la plique et qu'il appela *virus trichomatique*. Marcinkowsky[3], tout en faisant de la plique une maladie propre aux cheveux et aux ongles, n'admettait pas qu'elle pût se produire par elle-même et croyait à une crise endémique locale. Schweiger[4], enfin, l'assimilait aux phénomènes critiques qui jugulent les maladies.

En 1844, les recherches se portèrent d'un autre côté, à la suite des travaux de Walther qui en fit une maladie parasitaire dont il décrivit les spores. Gunsburg[5] décrivit à son tour un organisme spécial, le trichomaphyte, dont il fit le mycoderme de la plique, et Robin[6] le trichophyton sporuloïdes qu'il hésitait à classer d'une façon définitive. Ces recherches furent abandonnées, Munster, de Braun et Grüby n'ayant pu retrouver le parasite, considéré plus tard par Müller comme un épiphénomène. En 1863, cependant, Devergie confondait encore l'organisme décrit par Grüby sous le nom de *trichophyton tonsurans* avec celui de Gunsburg[7]. La question avait cependant tout à fait changé de face depuis les travaux de ce dernier.

Hebra, en 1850, était venu dire que la plique n'existait pas en tant que maladie spéciale[8]; que l'enchevêtrement des cheveux ne se produisait que quand on néglige de les peigner et que les endémies de plique étaient éteintes depuis que les jeunes générations avaient appris à se servir régulièrement du peigne.

Cette opinion n'était pas nouvelle, car, dès 1688, Daviesson,

---

[1] DE LAFONTAINE. — *Traité de la plique polonaise*, traduit par JOURDAN, Paris, 1808. — *Chirurgisch-medicinische Abhandlungen verschiedenes Inhalts Polen betreffend.*

[2] ALIBERT. — *Précis théorique et pratique sur les maladies de la peau*, t. I, 1818. — *Monographie des dermatoses*, 1832, t. I.

[3] MARCINKOWSKI.— *Archives générales de Médecine*, 1833, 2ᵉ série, t. III, p. 65-83.

[4] SCHWEIGER. — Thèse de Paris, 1837, n° 411.

[5] GUNSBURG. — *Comptes rendus de l'Académie des Sciences de Paris*, 1843, t. XVII, p. 250.

[6] ROBIN. — *Histoire naturelle des végétaux parasites*, etc., Paris, 1853.

[7] DEVERGIE. — *Traité pratique des maladies de la peau*, 3ᵉ édit. in-8°.

[8] HEBRA. — *Traité des maladies de la peau.*

dit l'Écossais, proclamait que la plique n'était due qu'à la saleté et qu'on devait la couper; Desgenettes disait que cette soi-disant maladie « était plus justiciable du perruquier que du médecin ». Hirsch Enoch (¹), Gasc (²), Larrey (³), Roussille-Chamseru (⁴), Willan et Bateman (⁵), Bazin, Cazenave et Schedel (⁶), Virey (⁷) n'y voyaient qu'une affection purement artificielle.

Mais l'influence prédominante de l'École de Vienne et le grand nom de Ferdinand Hebra firent tellement loi que, pendant très longtemps, les auteurs qui écrivirent après lui adoptèrent ses opinions sans chercher même à les discuter. Je citerai notamment Hamburger (1861), Dietl (1863), Kaposi(⁸), Hardy (⁹) et, plus près de nous, Juhel-Rénoy(¹⁰) et Fieweisky(¹¹).

Si l'on considère cependant avec attention les observations publiées par les auteurs, on voit que l'opinion de Hebra, justifiée dans certains cas, je dirai même dans le plus grand nombre, par l'exagération des écrivains qui l'avaient précédé, ne saurait, malgré tout, s'appliquer à leur totalité et que, en dehors du feutrage des cheveux dû à la simple négligence, il existe des circonstances où les cheveux se feutrent spontanément, sans qu'on puisse incriminer la négligence des patients.

II

En effet, en parcourant les auteurs anciens, on y trouve plu-

---

(¹) Hirsch Enoch. — *Dissertatio de dubio plicæ polonicæ inter morbos*, 1801.

(²) Gasc. — *Mémoires de la Société de Médecine de Paris*, t. I, p. 11; 1817, p. 173-289.

(³) Larrey. — *Bulletins des Sciences médicales*, Paris, février 1808.

(⁴) Roussille-Chamseru. — Observations sur la plique polonaise (Sédillot : *Recueils périodiques de la Société de Médecine de Paris*, t. XXX, p. 62-201.

(⁵) Willan et Bateman. — *Description and Treatment of cutaneous diseases*, London, 1798. — *Practical Synopsis of cutaneous diseases*, London, 1815.

(⁶) Cazenave et Schedel. — *Abrégé pratique des maladies de la peau*, Paris, 1847, in-8°.

(⁷) Virey. — *Archives générales de Médecine*, t. VI, p. 214.

(⁸) Kaposi. — *Pathologie et traitement des maladies de la peau*.

(⁹) Hardy. — *Traité des maladies de la peau*.

(¹⁰) Juhel-Rénoy. — Article *Plique* du *Dictionnaire encyclopédique des Sciences médicales*.

(¹¹) Fieweisky. — *Monatshefte f. praktische Dermatologie*, Bd XIV, n° 2.

sieurs observations de pliquage subit ou rapide des cheveux, qui échappent totalement à la critique de Hebra.

Fehr avait cité[1] des cas de plique survenue subitement à la suite de violences extérieures. Franck, après avoir dit que « rien n'est plus propre à déterminer la plique que les émotions morales et surtout la frayeur, les terreurs causées par des incendies, la mort d'un parent ou d'un ami », cite le cas de pliques apparues à la suite de violences extérieures ou pendant la période puerpérale; celui d'un homme robuste qui, effrayé par un chien, fut pris presque immédiatement de plique; celui d'une femme qui fut prise de plique subite, après avoir vu tomber son fils dans un puits. « Le 20 juin 1816, dit-il, j'ai vu la plique apparaître, en deux heures, chez une femme qui éprouva une frayeur très grande à la suite d'un vol qui lui fut fait[2]. » M. de Lafontaine[3] cite le cas d'une invasion brusque de plique survenue chez une jeune dame qui dînait un jour en très bonne gaieté et qui en fut subitement atteinte. Alibert[4] raconte le cas d'une plique du pubis survenue sans motif au cinquième mois d'une grossesse et l'observation d'un homme qui, attaqué et dépouillé par des voleurs, pris de terreur et de fièvre violente consécutive, eut une plique soudaine avec gonflement de la face et du cou.

Szokalski[5], qui prétend que la forme rapide sévirait dans 4 % des cas et surviendrait surtout après un sommeil profond ou des impressions morales vives, cite à l'appui de son dire le cas d'une femme dont les cheveux, très fins et fort beaux, se pliquèrent en une seule nuit; d'un jeune conscrit, dont les cheveux se pliquèrent pendant la guerre nationale de Pologne, à la suite de ce qu'il appelle la fièvre de canon.

Il raconte, d'après Sterczniewicz, l'histoire d'une vieille demoiselle, prise subitement de plique pendant l'audition d'une messe prononcée à son intention, pour le rétablissement de sa santé, dans la chapelle d'Ostrolawna, à Wilna; et, d'après

[1] Fehr. — De plicâ ex vulnere capitis (Miscel. Acad. nat. cur., déc. 11, a. 2, 1683, p. 1, et J. Franck : Path. int., t. II, p. 360).

[2] Loc. cit.

[3] Loc. cit.

[4] Loc. cit.

[5] Szokalski. — De la plique polonaise dans l'état actuel de la science, Paris, 1844.

Oczapowski, le cas d'une plique survenue en trois heures chez une femme goîtreuse, après avoir avalé un verre d'hydromel; le côté droit de la tête se pliqua seul et plus tard un accès de fièvre aiguë détermina le pliquage du côté gauche.

Les auteurs modernes nous fournissent un bon nombre d'observations plus précises et plus circonstanciées.

Une jeune fille de dix-sept ans se présente, le 30 septembre 1882, à Le Page (¹) (de Manchester), se plaignant de malaise depuis six ou sept jours, elle a notamment souffert la veille d'une violente céphalalgie frontale, accompagnée de fourmillements. Pour se soulager, elle se lava la tête dans de l'eau tiède, puis l'ayant essuyée, elle se mit à peigner ses cheveux qui étaient fort beaux et longs de plus de trois pieds. Pendant qu'elle peignait le côté gauche de la tête, elle sentit dans le côté droit une sensation de déchirement, comme si on lui arrachait les cheveux; elle y porta la main, sentit que les cheveux se rétractaient et en une ou deux minutes tous les cheveux du côté droit étaient ramassés en une masse dure. Ses parents qui étaient présents passèrent une partie de la nuit en efforts infructueux pour démêler cette masse. Les quelques cheveux démêlés furent étalés pour la nuit sur l'oreiller; mais, le lendemain matin, ils étaient de nouveau enchevêtrés, quoique moins serrés que la masse principale.

Le 30 septembre, Le Page trouva les cheveux du côté gauche normaux, mais sur toute la moitié droite du cuir chevelu jusqu'à un pouce du front, les cheveux étaient feutrés en une masse dure. A un examen attentif, il trouva que certains cheveux étaient rétractés et pelotonnés, tandis que d'autres étaient plissés en ondulations régulières, les premiers étant des cheveux plats, les seconds des cheveux cylindriques. Il n'y avait pas, au microscope, d'autre altération des cheveux.

La malade avait été réglée une seule fois, un an avant. Sa santé générale était bonne, mais l'auteur la qualifie d'hystérique, sans signaler de signes spéciaux de cette névrose.

En 1885, Pestonyi (²) publie un nouveau cas de plique neuropathique. En voici le résumé : Une jeune femme de vingt ans

(¹) LE PAGE. — On neuropathic plica (*British medical Journal*, 1884, I. 160).
(²) PESTONYI. — *The Lancet*, 1885, t. II, p. 431.

prit un bain deux jours après la cessation de ses règles et se
lava la tête à l'eau chaude additionnée de soude. Deux heures
après, elle fut atteinte de plique. Les cheveux se séparèrent en
deux masses placées de chaque côté de la tête, de forme
allongée et de la grosseur du poing ; ils devinrent fermes et durs
comme des cordes. La tête n'était ni sale ni suintante. Les
cheveux étaient libres et séparés près du cuir chevelu ; l'entre-
mêlement débutait à environ un pouce de la racine et allait
jusqu'à l'extrémité. Pas de rudesse des cheveux ; pas de
souffrance à la pression, pas d'augmentation de la température du cuir chevelu. La malade éprouvait du mal de tête
et une certaine sensation de tension. Les pupilles étaient nor-
males ; pas de symptômes d'hystérie. Le traitement, qui con-
sista en lotions avec des solutions sodiques, de l'huile à
manger, de l'esprit de vin, resta sans effet. L'auteur en déduit
l'influence du système nerveux, d'autant que le bromure de
potassium a amélioré le mal de tête. S'il s'était agi d'une
maladie locale, les applications, les lotions auraient mélangé
toute la chevelure en une seule masse, tandis que les cheveux
du front et d'une moitié de la tête sont absolument libres et
bien séparés.

Voici un cas de plique polonaise ou trichoma aigu, dû à
S. Jarochevski[1]. Il s'agit d'une jeune fille de dix-sept ans,
d'une famille aisée, qui possédait une superbe chevelure
marron foncé, qu'elle tressait ordinairement en deux longues
tresses. Elle avait l'habitude de se laver la tête l'hiver avec de
l'eau froide, qu'elle obtenait en faisant fondre la neige très
pure que l'on recueillait dehors dans un pot. La jeune fille
plongeait dans cette eau sa chevelure préalablement peignée
et la lavait avec du savon ; elle exprimait ensuite ses cheveux
avec les mains, les enveloppait dans une serviette blanche en
les ramassant et les laissant ainsi sécher, pour les peigner
ensuite et les tresser. Un jour, après une de ces opérations,
en voulant commencer à peigner ses cheveux qui n'étaient pas
encore complètement secs, elle s'aperçut avec terreur que le
peigne ne mordait pas. Toute pâle et tremblante, elle appela

---

[1] S. JAROCHEVSKI. — *Gazeta medicina*, 28 décembre 1891. — *Journal des Maladies cutanées et syphilitiques*, sept. 1892, p. 533.

sa sœur aînée; celle-ci vit à la place des longs cheveux deux
rouleaux d'inégal volume, tellement durs et embrouillés que
malgré tous ses efforts, elle ne put faire pénétrer ni le peigne
ni ses doigts. Après de longs efforts qui ont duré trois jours,
on réussit à débrouiller le petit rouleau, mais de l'ancienne
tresse, il resta moins que la moitié. Le grand rouleau resta
tout entier dans le même état. S. Jarochevski vit, à la place
de la tresse, un gros paquet, du volume du poing, sec et légèrement décoloré. Les cheveux, sur la tête et dans la tresse
droite, avaient leur couleur et leur brillant normal; ceux de
la tresse gauche étaient un peu plus clairs. Inutile d'ajouter
que les cheveux de la jeune fille étaient toujours l'objet de
soins de propreté tout particuliers. De plus, ce cas a été
observé dans un endroit où la plique n'est pas endémique.
Mais la jeune fille a présenté des troubles hystériques très
marqués, tels que zones d'anesthésie, convulsions cloni-
ques, etc.

Je rapprocherai de cette observation la communication de
de Amicis, au Congrès international de Dermatologie et de
Syphiligraphie de Vienne, en 1892 (¹).

Il s'agit d'une jeune fille qui est actuellement âgée de dix-
huit ans, d'une situation relativement aisée et soigneuse de sa
personne. A l'âge de seize ans, elle a eu une fièvre typhoïde
suivie de troubles nerveux divers et de la chute totale des
cheveux. Quand ils ont repoussé, leur aspect s'était complètement modifié. Ils étaient tortueux, enchevêtrés dès leur apparition et formaient un véritable feutrage. La maladie était
limitée à la partie supérieure du cuir chevelu; dans la partie
occipitale, les cheveux étaient et sont restés normaux. Les
poils des autres parties du corps n'ont pas été altérés. Quoique tondus et même rasés à plusieurs reprises, les cheveux
repoussaient toujours tordus et feutrés. Le cuir chevelu et
diverses parties du corps étaient anesthésiques.

Voici également le résumé d'une observation de Stelwagon
(décembre 1892) (²). Il s'agit d'une femme irlandaise qui fut
atteinte spontanément d'une plique formant une masse sèche

(¹) Annales de Dermatologie et de Syphiligraphie, 1892, p. 1182.
(²) STELWAGON. — A case of plica (American Journal of Medical sciences, 1892,
t. II, p. 700).

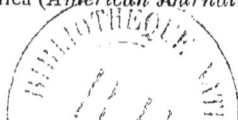

et de la largeur d'une pièce de cinq francs. Sur cette surface, les cheveux formaient un cordon dense de la grosseur d'un pouce environ et de la longueur de quatre pieds et un pouce. La peau du cuir chevelu était normale. La tête était tenue propre et il n'y avait aucune trace de vermine. Bien que la plique durât depuis douze ans, les cheveux continuant à pousser pliqués, le reste de la chevelure ne tendait nullement à se feutrer. Il n'a pas été fait d'examen ultérieur ni macroscopique ni microscopique des cheveux.

Enfin, voici un cas de plique polonaise encore plus récent, observé par Ohmann-Dumesnil(¹) chez une jeune fille âgée de seize ans et quatre mois et généralement fort soigneuse de sa personne. La soirée du 14 avril 1892 étant exceptionnellement chaude, la jeune fille en profita pour aller se promener, nu-pieds, à environ une trentaine de pas, elle fut surprise par une légère averse qui la fit rentrer immédiatement. Le même jour survinrent ses règles, qui ne lui arrivaient, du reste, que pour la deuxième fois de sa vie, la première menstruation ayant eu lieu trois mois auparavant. L'écoulement cessa aussitôt et le jour suivant sa température montait à 103°5 F. (39°66 C.); la respiration était précipitée; toutes les jointures étaient horriblement douloureuses, mais surtout celles des genoux. La vision était profondément troublée; la malade se plaignait également d'un mal de tête intense. La poitrine était le siège d'une sudation abondante avec une odeur de souris toute spéciale, que l'on observe, d'après l'auteur, dans la phase de début de tous les cas de plique polonaise, aussi bien du reste que cette localisation particulière. Deux jours après, les cheveux commencèrent à s'emmêler; aussitôt après, le mal de tête disparut et la température baissa graduellement. Pendant tout ce temps, les intestins et les reins fonctionnèrent normalement; l'examen des urines ne décela ni sucre ni albumine. Les quelques premiers jours, il y eut un peu d'anorexie. Le septième jour, les yeux s'enflammèrent. La cornée de l'œil droit s'escharifia, d'où résulta une perte totale de la vision. Les douleurs dans les jointures continuèrent tout le temps

---

(¹) OHMANN-DUMESNIL. — Plica polonica; some considerations on its etiology and pathology (*International medical Magazine*, 1893, t. II, p. 514).

avec la même intensité et réclamèrent pour être calmées l'usage des narcotiques à haute dose.

La masse des cheveux s'intriqua rapidement et le feutrage fut accompli en moins de dix jours. La malade refusa de les faire couper, en raison de cette croyance superstitieuse qu'on ne peut enlever la masse des cheveux feutrés avant qu'elle soit mûre et que cette maturité demande six mois pour se faire complètement. La plique fut définitivement enlevée et voici l'état constaté chez la malade à la dernière visite (6 août 1892). La vision de l'œil droit est détruite; les paupières des deux yeux sont couvertes de légères granulations; la menstruation n'est pas encore rétablie; la santé générale est toujours bonne. La patiente est bien développée, elle pèse 102 livres.

La pièce enlevée couvrait tout le sommet de la tête; sa forme est arrondie; son diamètre est d'environ dix pouces, son épaisseur d'environ un pouce. La partie extérieure ou supérieure est de couleur brunâtre; elle a l'air d'une touffe de cheveux non peignés. Chaque touffe semble indépendante de sa voisine, ce n'est qu'en les séparant qu'on peut s'en rendre compte. La portion inférieure, celle qui touche au cuir chevelu, est plus sombre que la supérieure. Ici, le feutrage est complet et les cheveux forment une masse compacte. A travers cette portion, on peut voir çà et là disséminées d'assez nombreuses croûtes d'eczéma séborrhéique. Ces croûtes paraissent étendues, chacune étant assez large, un peu épaisse et d'un diamètre d'environ $\frac{1}{8}$ de pouce.

Quant aux cheveux, ils sont beaux et longs. Leur aspect semble normal. Si on les fait glisser entre les doigts, on éprouve la sensation d'un chapelet, c'est à dire qu'il semble que la tige soit parsemée, dans toute sa longueur, de petits renflements fusiformes. Toute la pièce enlevée a l'air très propre; on ne peut y découvrir aucune trace de malpropreté ou de vermine. Elle n'a aucune odeur désagréable ni aigre. On en conclut qu'on ne peut nullement invoquer la saleté dans la production de ce cas.

M. W. Dubreuilh m'a communiqué le fait d'une dame qui, étant atteinte d'accidents névropathiques variés, vit les cheveux follets du côté droit de la nuque se feutrer en une petite corde dure, longue et grosse comme le doigt. Il fallut couper

cette plique en miniature et pendant plusieurs années les cheveux de cette région restèrent rudes et laineux, avec une
grande tendance à se feutrer pour peu qu'on négligeât d'y
passer le peigne tous les jours. (Comm. orale.)

De l'étude de ces faits, il résulte tout d'abord que les cheveux peuvent se feutrer sans qu'on puisse incriminer le manque de soins ou de propreté.

Les habitudes de propreté, les soins de leur chevelure
qu'avaient les malades de Szokalski, Pestonyi, Jarochevski, de
Amicis, Stelwagon, Ohmann-Dumesnil, excluent toute possi-
bilité de feutrage mécanique.

Il est invraisemblable, d'autre part, que la saleté et la
négligence chroniques puissent déterminer en quelques minutes ou en quelques jours même le feutrage des cheveux, et
qu'une malade se trouve du jour au lendemain dans l'impos-
sibilité de se peigner. Les affirmations des auteurs sont beau-
coup trop catégoriques pour permettre pareille hypothèse.

Il résulte, en troisième lieu, de cette étude que les circonstances dans lesquelles les pliques sont survenues brusquement,
présentent toutes une certaine analogie.

Quelle que soit la cause occasionnelle, violence extérieure,
frayeur, maladies aiguës, froid, etc., les sujets sont toujours
des névropathes, des nerveux, des émotifs; dans les cas de
Franck, de Lafontaine, Szokalsky, Sterczniewicz, il n'est pas
fait expressément mention du tempérament nerveux des sujets,
la lecture attentive des observations ne permet pas de mettre
en doute chez eux l'existence de la névropathie ou du nervo-
sisme; les mêmes causes, banales en somme, ne produisant
pas les mêmes effets sur d'autres terrains.

Il existe une analogie frappante au point de vue de la cause
occasionnelle et du mode d'apparition des accidents, entre les
faits que je viens de rapporter et les pelades trophonévrotiques
localisées ou généralisées citées par Tyson, Arago, Fredet,
Leloir, etc. [1]. Ici, encore, il s'agit d'individus plus ou moins
névropathiques chez qui, à la suite d'un choc nerveux, il se

---

[1] W. DUBREUILH. — De la pelade (*Journal de Médecine de Bordeaux*, 1888-89,
nos 51-52; 1889-90, nos 1-2-3).

produit des plaques d'alopécie ou même une alopécie généralisée, qui peut durer des mois, des années ou même indéfiniment.

III

L'examen microscopique des cheveux de plique nerveuse vraie montre qu'il y a des altérations de la structure du cheveu qu'on n'est pas en droit d'imputer à la saleté.

Alibert avait déjà remarqué que sur les cheveux pliqués, « souvent on observe sur le trajet des mèches plusieurs renflements et nodosités considérables » (¹).

Devergie (²), en décrivant la trichoptilose, cite des cas où les nodosités et la dissociation des fibrilles des cheveux coïncidaient avec leur tendance à se feutrer.

Nous retrouvons ces faits sous un aspect plus scientifique et plus conforme aux modes d'investigation du jour, dans les auteurs contemporains.

Si nous reprenons les observations citées plus haut, nous voyons, en effet, que l'examen microscopique a donné les résultats suivants :

Jarochevsky (³), qui commence par déclarer nettement que l'anatomie pathologique de la plique n'existe pas jusqu'ici (1891), examinant au microscope les cheveux de sa malade, trouva des altérations dans toutes les parties constituantes du cheveu. D'abord, « la cuticule de tout cheveu pris dans la plique est complètement séparée de la substance corticale. Entre les deux, se trouve un espace vide transparent. La cuticule se présente hérissée de protubérances, de dentelures et finalement déchiquetée en faisceaux disposés sans ordre, donnant au cheveu un aspect tout particulier d'une bande hérissée d'épines. La substance corticale présente une disposition irrégulière du pigment et des granulations qui, tantôt sont disposés en grumeaux, tantôt disparaissent complètement et donnent aux cheveux l'aspect d'un corps pâle, légèrement strié. La substance médullaire présente des stries noires frag-

(¹) *Loc. cit.*, p. 100.
(²) DEVERGIE. — *Annales de Dermatologie,* 1871, p. 5, t. III.
(³) *Loc. cit.*, p. 534.

mentées ou réunies en une bande unie sur toute la longueur du cheveu. Celui-ci ressemble alors, sous le microscope, à un cheveu blanc dont les cellules médullaires sont remplies d'air. »

Dans le cas de Stelwagon, le cheveu est profondément altéré dans sa nutrition et dans sa structure, sans que l'auteur en donne de description bien nette.

Dans le cas d'Ohmann-Dumesnil ([1]), très peu de cheveux sont tout à fait normaux. A ceux-là, le calibre est uniforme, l'écorce est bien délimitée, la moelle est régulière. Mais les autres cheveux sont tout à fait différents. On peut les classer en deux types généraux.

Le premier type rappelle absolument les cheveux atteints de trichorrexis nodosa. Irrégularités dans le calibre du cheveu; en un point, léger renflement causé par un écartement des fibres de la tige, écartement qui produit un vide fusiforme plus ou moins grand et dirigé suivant le grand axe du cheveu. Ces modifications sont encore plus marquées sur les cheveux où l'écorce est rompue. Les fibres, qui ont éclaté à force d'être violemment séparées, s'écartent en dehors de la ligne de la tige et s'entrelacent plus ou moins ensemble, ce qui augmente encore la ressemblance avec la trichorrexis nodosa.

Dans certains cheveux, le gonflement proémine à peu près également des deux côtés de la tige. L'écorce est absolument saine et le vide a un contour presque circulaire. Mais les fibres sont largement séparées et on dirait qu'elles s'entrecroisent aux extrémités de l'espace vide. Les cheveux sont gros. Le processus évoluant, aboutirait probablement à une trichorrexis typique.

Le deuxième type est tout à fait différent. La moelle est profondément atteinte; de forme, de structure irrégulière, elle manque complètement en certains points. La tige est régulière et l'écorce intacte. C'est probablement le premier degré du processus.

On trouve, en effet, à côté, l'accentuation des modifications précédentes. Ici, la tige a un contour irrégulier, bien que l'écorce et les fibres conservent un aspect normal. La moelle

---

[1] *Loc. cit.*, p. 517 (avec planches).

est cependant manifestement modifiée. Elle est rompue, brisée, en petites masses irrégulières et il y a aussi bien altérations de continuité que de quantité. Les petites masses sont plus étroites que le calibre normal que devrait remplir la moelle; chaque extrémité se termine par une masse en pointe irrégulière. En outre, dans les dépôts abondants, on voit, par intervalles, des manques plus ou moins prononcés : on dirait que, au bout d'un certain temps, elle va finir par y manquer tout à fait. Quelques cheveux paraissent même être totalement privés de moelle, mais on ne peut l'affirmer d'une façon absolue.

De Amicis (1) avait également trouvé les altérations de la trichorrexis noueuse. J'ai pu examiner un échantillon des cheveux pliqués de sa jeune malade qui avaient été donnés par lui à M. W. Dubreuilh. Ces cheveux, très noirs, assez fins, sont ternes, secs et un peu rudes au toucher. Par l'examen microscopique, on n'y trouve pas d'autre altération notable que des cassures trichorrexiques, les unes complètes, et les cheveux montrent alors la terminaison en balai ordinaire, les autres incomplètes, et le cheveu brusquement coudé à angle obtus montre une nodosité due à l'éclatement de sa tige, à fibrilles entrelacées, comme deux faisceaux enchevêtrés.

On sait que la trichorrexis nodosa peut relever de causes nerveuses, qu'elle est très probablement due à un trouble de nutrition du cheveu, signalé dans une foule de circonstances et dépendant de causes très variées. C'est ainsi, par exemple, que Blaschko l'a notée au début de la pelade (2). J'en rapprocherai le résumé de l'observation suivante, que je dois à l'obligeance de M. le professeur agrégé Dubreuilh. Il s'agit d'une femme d'une trentaine d'années qui a eu depuis quelques mois une série d'érysipèles de la face. A la suite de l'un d'entre eux sont apparues sur le cuir chevelu trois plaques glabres ou plutôt tondues, chacune offrant la grandeur de la paume de la main, et situées l'une au vertex, les deux autres aux tempes. Ces plaques donnaient l'impression d'une barbe

---

(1) *Loc. cit.,* p. 1183.
(2) Société berlinoise de Dermatologie, 3 mars et 2 juin 1891 (*Ann. Derm. et Syph.*, 1892, p. 211, et 1891, p. 877).

mal rasée, tant au toucher qu'à la vue ; tous les cheveux
étaient cassés à un ou deux millimètres de la peau. Ces tron-
çons de cheveux, examinés au microscope, montraient leur
extrémité effilochée en balai ; à la périphérie, quelques cheveux longs présentaient les caractères de la trichorrexis avec
des cassures incomplètes. Quelques semaines après, les cheveux avaient repoussé et rien ne faisait plus reconnaître les
parties précédemment atteintes.

IV

Sans admettre, comme les anciens auteurs, que la plique
soit une maladie générale revêtant les aspects les plus divers,
nous nous refusons à admettre, comme l'enseigne l'École de
Vienne, que la plique soit toujours due à la malpropreté, à la
saleté ; qu'elle ne dépende que de ce fait que les cheveux ne
sont pas soumis au peigne. Certes, les cas de plique qui ren-
trent dans cette catégorie sont nombreux et nous ajouterons
même, les plus nombreux. Mais ce n'est pas toujours la règle
et, loin de vouloir effacer la plique de la nomenclature derma-
tologique, nous croyons avoir démontré par les travaux des
anciens, d'une part, et les observations des contemporains
Stelwagon, Jarochevsky, de Amicis et Ohmann-Dumesnil, de
l'autre, qu'il y a des cas où l'existence de la plique est indé-
niable, en tant qu'entité morbide. Nos observations montrent,
en effet, qu'elle peut atteindre des individus qui peignent soi-
gneusement et suffisamment leur chevelure.

Les différentes causes attribuées au développement de la
plique dans les cas précités ne sont pour nous que des causes
occasionnelles (émotions, froid). La vraie cause, la cause prédominante se trouve dans la constitution pathologique du
sujet. La malade de Jarochevsky est hystérique, car, outre des
névralgies orbitaires, elle présente des zones d'anesthésie dans
différentes régions du corps et a eu des accidents d'hystérie
confirmée. Il en est de même de celle d'Ohmann-Dumesnil. Et
n'y a-t-il pas eu divers troubles nerveux à la suite de la fièvre
typhoïde qui a frappé la malade de de Amicis, avant l'apparition
de sa plique ? Il n'est même pas nécessaire, suivant nous, qu'il

y ait lésion des nerfs trophiques, comme dans le cas précité, pour expliquer la formation de la plique : la débilité qu'amènent les maladies graves, l'altération de la nutrition générale suffisent pour l'occasionner en altérant la nutrition du cheveu.

Tous les cas que j'ai cités ont rapport à des névropathes chez qui un choc nerveux plus ou moins intense a déterminé un trouble trophique des cheveux.

Ce trouble peut se traduire, soit par la plique (croissance anormale de la chevelure), soit par la trichorrexie (fragilité anormale), soit par la pelade trophoneurotique (chute des cheveux), peut-être par la canitie subite (blanchissement des cheveux), soit enfin par l'association de deux quelconques de ces troubles.

En résumé, l'idée d'Alibert était juste en soi. Il existe deux formes de plique : l'une, la fausse plique, due à la malpropreté, maladie *ab incuria;* l'autre, la vraie plique, maladie aiguë à étiologie, anatomie pathologique et marche propres.

Le nom de *plique*, admis par tous les auteurs, de définition courante, suffit pour désigner cette maladie.

La plique affecte des rapports très nets avec la trichorrexis nodosa qu'Alibert avait pressentis.

Comme elle, la plique doit être placée dans le cadre nosologique, à côté des troubles trophiques d'origine nerveuse.

Ces vues, actuellement peut-être encore un peu théoriques, appellent d'autres travaux pour les confirmer, mais elles nous ont paru bonnes à exposer, ne fût-ce que pour tenter l'esprit des chercheurs.

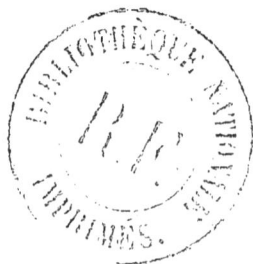

Bordeaux. — Imp. G. GOUNOUILHOU, rue Guiraude, 11.

www.ingramcontent.com/pod-product-compliance
Lightning Source LLC
Chambersburg PA
CBHW050444210326

41520CB00019B/6057